UNE

PLAISANTERIE UTILE

ou

LEÇON CLINIQUE A SAINT-MÉEN

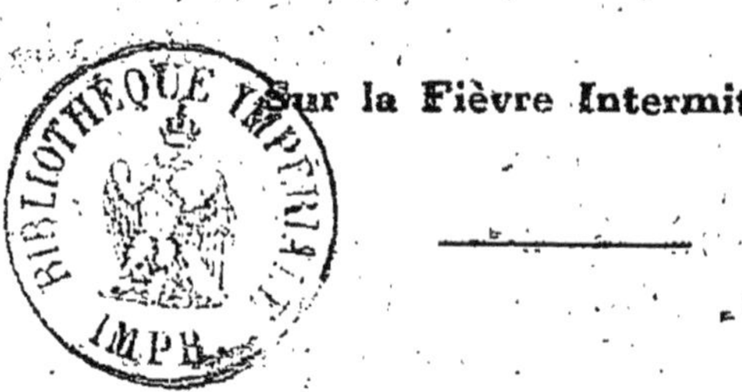

Sur la Fièvre Intermittente.

Pourquoi le sulfate de quinine coupe-t-il la fièvre?

Telle était la question que l'un des internes venait de poser au directeur de l'Asile, qui venait de prescrire ce médicament à un malade.

Je pourrais, répondit celui-ci en souriant, éluder de répondre à votre demande en imitant le médecin de Molière, ce que vous attendiez peut-être; mais je vous remercie au contraire de l'avoir faite, puisque vous me donnez une nouvelle occasion de vous prouver l'intérêt que je vous porte, et de vous démontrer qu'il ne

1862

faut pas toujours voir insoluble toute question qui de prime-abord vous semble telle.

Pour savoir pourquoi le sulfate de quinine coupe la fièvre : 1º il vous faut avant tout connaître la fièvre, ce qui l'occasionne, comment elle se produit, quels troubles elle apporte dans l'économie, les organes sur lesquels elle semble principalement agir ; 2º il faut que vous sachiez ce que c'est que le sulfate de quinine, quelles sont ses propriétés physiques, chimiques, physiologiques et thérapeutiques. Si vous avez des données, je ne dirai pas complètes, mais suffisantes sur toutes ces questions, la solution du problème est entre vos mains.

1º Qu'est-ce que la fièvre intermittente en particulier ? Si vous avez lu quelque traité important de la médecine, ce dout je ne doute pas, vous avez remarqué que, sur ce point comme sur beaucoup d'autres, on pouvait encore dire aujourd'hui comme autrefois, *tot capita, tot sensus* : cela doit s'entendre des théories et non des phénomènes que l'on reconnaît cliniquement chez un fiévreux.

Ici, je ne donnerai que mon opinion personnelle, car vous comprenez qu'il ne me serait pas possible de vous exposer, même très-succinctement, dans une simple conversation comme la nôtre, tout ce qui a été pensé et écrit sur ce sujet ; d'ailleurs, ce serait au-dessus de mes forces. Mais, après m'avoir écouté, je vous engage à contrôler ma manière de voir et à la comparer à celle des auteurs qui sont entre vos mains. Après cela, si quelque objection se présente à votre esprit, si vous éprouvez quelques difficultés, je me mets à votre entière disposition pour aider vos efforts et dissiper vos doutes.

En général, la fièvre se reconnaît par l'accélération du pouls et l'augmentation de chaleur animale. Quelques auteurs pensent, et je suis de leur avis, que le siége principal de la fièvre consiste dans un état inflammatoire du fluide sanguin et des vaisseaux qui le contiennent, particulièrement de la séreuse. C'est une phlegmasie du sang et de ses enveloppes. Cet état complique presque toutes les autres affections. Rarement la fièvre se trouve à l'état simple, et cela se conçoit d'autant plus facilement qu'il est difficile d'admettre qu'il puisse y avoir un trouble quelconque dans la circulation sanguine, sans que le reste de l'économie, qui lui emprunte la réparation incessante dont elle a besoin, ne doive s'en ressentir.

Une surexcitation trop prolongée, une impression trop vive, comme le passage du chaud au froid, amènent très-souvent ce que nos pères en médecine appelaient la *synoc imputris,* fièvre simple.

Celle-ci est commune à l'enfance, sous le nom de fièvre inflammatoire; dans l'adolescence, sous le nom de fièvre de courbature simple.

L'irritation du sang et son état phlegmasique comme celui de nos vaisseaux ont pour premier résultat de modifier ce fluide en augmentant le plasma ou la fibrine, et en diminuant les globules dont le fer est un des éléments, comme vous le savez.

Veuillez maintenant retenir ce premier résultat.

La fièvre intermittente, comme toutes les fièvres, est elle-même la conséquence d'un état inflammatoire du sang et de ses enveloppes; mais la cause de l'inflammation a quelque chose de plus particulier que vous ne pouvez pas ignorer, c'est un principe toxique, un miasme, un *yose*, comme dirait dans son grec langage le parisien professeur Piorry, qui détermine l'inflammation.

Je ne m'appesantirai pas aujourd'hui sur la nature intime du miasme paludéen auquel on attribue généralement la fièvre intermittente; je laisse à vos recherches le soin d'apprécier si c'est un virus, une larve d'insecte ou toute autre chose : je me contente de vous signaler le fait de l'absorption par l'organisme, et en particulier par la respiration, d'une substance délétère qui s'échappe des marais et qui produit ses ravages quand elle rencontre un milieu qui réunit les conditions nécessaires à son développement.

Il ne faut pas oublier que tous ceux qui habitent les marais n'ont pas la fièvre intermittente; il faut en nous-mêmes d'autres conditions de désordre sans lesquelles nous serions plus invulnérables.

Pour bien comprendre l'empoisonnement et

ses conséquences, ne perdons pas de vue les trois stades ou périodes qui caractérisent cette maladie, dont les effets sont les uns périodiques et les autres continus.

Le premier stade est marqué par la concentration de la chaleur animale vers le centre phrénique, comme le disaient dans leur naïf langage nos vieux maîtres. Le contre-coup de cette stimulation intérieure a pour effet de glacer la périphérie par la soustraction de son calorique normal. De là un frisson plus ou moins intense en lui-même comme dans sa durée.

Le corps se recourbe sur lui-même comme pour se mettre en boule; la peau se ride, blanchit en prenant une teinte mate qui passe au violet sombre aux extrémités, surtout au pourtour des ongles; la tête est comme prise dans un cercle de fer; la face est pâle et crispée; l'œil, plus ou moins égaré, semble implorer la pitié; le pouls devient précipité, petit et serré (1); la respiration difficile, les bâillements et les pendiculations se succèdent plus ou moins fréquents; les urines sont abondantes et limpides (urines nerveuses). Tel est le premier corps d'armée de la fièvre intermittente.

Avant d'aller plus loin, permettez-moi de

____

(1) Il est, comme je vous l'ai fait remarquer ailleurs, il est abdominal ou sous diaphragmatique, et ce signe a son importance.

suivre cet ennemi dans ses retranchements et d'étudier son plan d'attaque.

Les symptômes dont je viens de vous énumérer le hideux cortége dénotent *à priori* que le siége principal du mal est situé au-dessous du diaphragme.

Le système nerveux ganglionnaire est ici le premier commandant de place, c'est lui qui préside aux fonctions de la vie de nutrition, aux absorptions, aux sécrétions et aux excrétions. Le système du plexus solaire, dont les deux principaux ganglions connus sous le nom de *ganglions semi-lunaires,* se trouve principalement affecté par le miasme paludéen. L'irritation qui en résulte retentit sur les organes auquel ce système préside par ses nombreux filets, savoir : le pancréas, le foie, la rate et les reins.

Aussi, remarquez-le bien, tous les auteurs ont tour-à-tour dirigé leurs recherches tantôt sur l'un, tantôt sur l'autre de ces organes, et je m'étonne que des observateurs se soient laissés absober par des exclusions qui ont, à mon avis, diminué de beaucoup l'importance de leurs travaux.

La fièvre hépatique, comme la cacophone *splénomacrosie* de M. Piorry, témoignent d'une bonne observation des faits, mais cependant incomplète, parce qu'au lieu d'avoir des vues d'ensemble ils ont voulu, comme Gall et ses sectateurs, pour le cerveau, trop localiser les choses.

La rate, le foie, comme le pancréas et les reins, subissent un afflux sanguin qui augmente la chaleur dans chacun de ces organes, leurs produits de sécrétion, et les fait même quelquefois doubler de volume, parce que le système nerveux qui est placé à leur tête leur imprime une activité anormale, surexcité qu'il est lui-même par la présence de l'agent toxique qui a été introduit dans l'économie.

Si maintenant vous vous rappelez que la fièvre simple seule augmente la fibrine, diminue les globules et débilite promptement, serez-vous surpris de voir augmenter les désordres sous l'influence d'un poison dont l'action s'ajoute à celle de la fièvre?

Et si ces deux causes puissantes de désorganisation, au lieu de suivre leur marche ordinaire, viennent à diriger leur commune action sur un organe plus important à la vie, comme les poumons, le cerveau ou le cœur, ne verrez-vous pas de suite l'imminence du danger d'une fièvre dite alors pernicieuse, et la nécessité d'une prompte et énergique médication?

La mort peut donc arriver brusquement dans ces cas malheureux, sans qu'il y ait lieu de s'en étonner.

Le premier stade ainsi examiné, passons au second, ou, si vous le voulez, examinons les symptômes qui composent le centre de cette armée à laquelle j'ai comparé la fièvre intermittente.

La vive surexcitation du système ganglion-

naire sous-diaphragmatique et des organes qui
en dépendent ne peut pas être indéfinie dans
sa durée comme dans son intensité; ce serait
contraire à toutes les lois connues, surtout en
physiologie, et la mort viendrait toujours
promptement y mettre un terme forcé. D'ailleurs, le système nerveux de la vie de relation,
nous l'avons vu, a été lui-même affecté par
une diminution de chaleur causée par l'accu-
mulation du sang vers les organes abdominaux.
Une réaction nécessaire et naturelle va s'opérer
de ce côté.

Chacun de nous sait que l'onglée causée par
le froid de l'hiver est le résultat de la réaction
qui s'opère pour rappeler la chaleur dans le
membre engourdi. Une réaction pareille s'opère
dans les organes périphériques, les muscles et
le système capillaire, en même temps qu'une
détente a lieu du côté des organes placés sous
l'influence du système ganglionnaire.

Le premier effet de ce reflux est d'augmenter
graduellement l'ampleur du pouls et la chaleur
cutanée; la face devient peu à peu rouge et
turgescente, la tête lourde et douloureuse, la
respiration plus large, le malade s'allonge et
s'agite impatienté, parce que la chaleur qu'il
ressent ne tarde pas à devenir mordicante.

D'un autre côté, les reins, la rate, le foie et
le pancréas rentrent dans le repos, les sécrétions deviennent rares, les urines commencent
à se colorer en même temps qu'elles diminuent
en quantité. Ainsi s'annonce le passage presque
insaisissable du deuxième au troisième stade.

Le troisième stade n'est à proprement parler qu'une exagération de la lutte établie entre le système ganglionnaire et le système de la vie de relation. La réaction du premier sur le second suit une marche progressive qui porte son action sur les capillaires, les follicules glomérulés, pileux, et les cryptes sudoripares.

L'intensité de la réaction peut imprimer une activité telle à ces derniers organes que la quantité de sueur produite en une heure et demie par le même individu peut atteindre jusqu'à deux litres.

Rien de plus facile à concevoir que la faiblesse qui succède à un pareil bouleversement de toute la machine humaine.

Dans cette dernière période, les urines sont rares et sédimenteuses; et comme les muqueuses, et surtout la muqueuse intestinale, conservent toujours une certaine solidarité avec le système cutané, il n'est pas rare de voir la crise se terminer par une diarrhée qui peut être fort utile en débarrassant l'économie du poison paludéen qu'elle a pu absorber.

La fièvre intermittente peut donc céder à une médication autre que le sulfate de quinine, pourvu que la débilitation ne soit pas portée trop loin, que l'on s'éloigne des miasmes qui l'ont produite et que l'on chasse de l'économie les émanations qui y ont été introduites.

Cette triple circonstance vous explique l'utilité des évacuants et des toniques, afin d'éliminer d'une part la substance toxique et réparer les forces perdues.

Revenons maintenant à la question. première.

Pourquoi le sulfate de quinine coupe-t-il la fièvre ?

Vous connaissez la fièvre, ses causes et ses effets ; il faut connaître à présent le sulfate de quinine.

Vous savez que le sulfate de quinine est un sel végétal dont l'alcaloïde s'extrait d'une écorce particulière appelée quinquina jaune ou quinquina calisaya. Il existe un grand nombre de variétés de quinquina qui ne jouissent pas à beaucoup près des mêmes propriétés, ne possèdent pas dans les mêmes proportions les mêmes principes, et n'ont par conséquent qu'une valeur relative. L'écorce péruvienne dite calisaya contient en plus forte proportion que toutes les autres un alcaloïde appelé la quinine. Cet alcaloïde fut découvert par Pelletier et Caventon dans une variété de calisaya appelé cordifolia.

La quinine est une substance lævogyre, c'est-à-dire qu'elle dévie à gauche le plan de polarisation ; d'un blanc grisâtre à peine cristallisable ; fusible en prenant une apparence résinoïde ; non volatile et très-amère. Cette substance est, de plus, presque insoluble dans l'eau, mais soluble au contraire dans l'alcool, l'éther et les huiles ; elle ramène au bleu le tournesol rougi par les acides, se combine facilement avec ces derniers, qu'elle neutralise en donnant naissance à des sels crystallisables.

Le sulfate de quinine est donc un sel à base de quinine combiné à l'acide sulfurique. A l'état de pureté, ce sel doit contenir 0,74 d'alcaloïde; il est d'un blanc soyeux très-léger, comme vous le savez.

C'est un tonique excellent, mais il jouit surtout de la propriété d'agir sur la masse du sang, en réparant les globules et diminuant la fibrine. Le sulfate de quinine est le défibrinant du sang par excellence. Aucun autre médicament ne possède cet avantage à un degré aussi marqué.

Donc, puisque la fièvre, et la fièvre intermittente surtout, augmente la fibrine, diminue les globules en produisant l'anémie, le sulfate de quinine, en produisant les effets inverses, doit faire passer la fièvre. C'est ce que la pratique et l'expérience clinique démontrent chaque jour.

Mais n'allez pas croire que tout soit dit et que l'exposé que je viens de vous faire puisse suffire à un médecin, et qu'après cela il se croit en état de traiter et de guérir toujours une fièvre intermittente. Ce serait grandement vous tromper, et vous voyez tous les jours d'excellents praticiens échouer, quoiqu'en administrant le sulfate de quinine, et même beaucoup de sulfate de quinine.

En effet, si ce précieux médicament peut enrayer un accès et se trouve si puissant à combattre les effets toxiques des miasmes paludéens, il ne faut pas oublier qu'il peut être lui-même à son tour un poison. Il congestionne le cerveau, produit des vertiges, de la cécité et des bourdonnements d'oreilles fort pénibles; il irrite la muqueuse de l'estomac et des intestins, produit des gastralgies souvent rebelles et qui sont souvent causes de rechutes. Ces accidents sont d'autant plus fâcheux que la persistance dans l'emploi du médicament ne fait que les aggraver et en rendre la cure plus difficile.

Je ne terminerai donc pas cette leçon sans vous mettre en garde contre quelques hérésies médicales qui ont malheureusement cours, et que je regarde comme un devoir de combattre. Heureusement le praticien réel s'inquiète peu des théories, lorsque son expérience clinique lui en a montré l'inanité et les contradictions.

Ainsi, on a nié que la fièvre donnât augmentation de fibrine, et c'est pour cela qu'on a refusé à la fièvre inflammatoire simple d'avoir son siége dans l'inflammation et l'irritation du sang et de ses vaisseaux. Mais remarquez le peu de logique de certains auteurs, qui trop souvent prennent les mots pour des idées, et naïvement croient avoir trouvé une solution pour avoir éludé une difficulté.

Je demanderais volontiers à ces auteurs : 1º s'il est bien avéré que la fièvre n'augmente pas la fibrine, et quelle preuve ils en pourraient donner; 2º je serais encore bien tenté de pousser l'indiscrétion jusqu'à désirer l'explication de *fièvre inflammatoire*, de *fièvre essentielle*.

Si la fièvre n'augmente pas la fibrine et n'est pas le résultat de la phlogose du sang et des vaisseaux sanguins, qu'est-ce? Si la fièvre diminue la fibrine et ne témoigne pas d'une inflammation, l'expression *fièvre inflammatoire* n'est-elle pas une absurdité en deux mots contradictoires? J'en dirai tout autant de l'expression *fièvre essentielle*, que j'ai toujours regardée comme un pathos avec lequel je n'ai jamais pu me familiariser. Veut-on dire par là que la fièvre est une entité morbide, un principe, une cause première des troubles de l'économie? Dans ce cas, la démonstration ne m'aurait point paru superflue, et je ne dédaignerais pas de connaître l'idée que l'on se fait de cette entité morbide.

La fièvre n'est, selon moi, qu'un symptôme qui dénote certains troubles apportés dans l'économie, mais elle n'est jamais une cause première. L'existence de la fièvre peut donner lieu à des accidents ultérieurs sans doute, mais ils n'en seront pas moins déterminés tout d'abord par la cause qui a fait naître la fièvre elle-même.

La fièvre la plus essentielle que l'on puisse s'imaginer est justement celle qui accompagne les inflammations les plus simples. Un refroidissement brusque donne lieu à une pneumonie, une pleurésie, un rhumatisme articulaire aigu, voilà, si je ne me trompe, des maladies accompagnées de fièvre, dans lesquelles tout est simple et facile à analyser, et dans lesquelles la fibrine est en excès. Que trouvons-nous en effet? Un état sain dans le principe, sur lequel le froid brusque vient agir de manière à appeler une réaction énergique telle, que dans la pneumonie les vaisseaux capillaires des cellules pulmonaires s'engorgent et se déchirent sous la pression de l'ondée sanguine, dont le cours est devenu subitement irrégulier par l'impression du froid ; d'où il résulte une inflammation consécutive qui peut aller jusqu'à la suppuration, la gangrène et la mort.

Peut-on nier que dans ce cas les troubles de la circulation ne soient la cause unique du mal ; et cependant, qu'accuse la saignée alors? La phlogose, la *couenne inflammatoire*. Et la fièvre qu'on rencontre à un si haut degré, que sera-t-elle? sinon le symptôme d'une inflammation simple.

Mais si au lieu du froid c'est un poison, comme dans la fièvre intermittente, la variole, la rougeole, la scarlatine, le typhus, la fièvre typhoïde, charbonneuse, etc., etc., qui soit la première cause des troubles de l'économie, pourquoi attribuerait-on au phénomène fièvre proprement dit des altérations du sang qui appartiennent incontestablement au poison lui-même?

La logique, le bon sens, d'accord avec l'expérience clinique, en montrant que la fièvre simple est le résultat d'un refroidissement ou d'une simple surexcitation avec le caractère inflammatoire, indiquent bien évidemment que c'est sur elle qu'il appartient d'en étudier les caractères principaux, et non sur les cas complexes, où un poison vient ajouter son action aux effets de la fièvre qui accompagne presque toutes les maladies.

Donc, pour être conséquent, il faut en

dehors de la fièvre tenir toujours compte de la cause ou de l'empoisonnement qui l'a fait naître, et qui peut en modifier plus ou moins profondément les caractères primitifs.

Ces principes biens établis, il me reste encore à vous exposer comment et en quels cas il convient d'employer le sulfate de quinine.

Le sulfate de quinine, comme tous les médicaments doués d'une énergie réelle, a besoin d'être bien connu dans ses effets si on veut en retirer la plus grande somme d'avantages possibles.

Son action n'a pas pour résultat unique de diminuer la fibrine et de tonifier, car à vrai dire son action tonique, qui est incontestable, est cependant bien inférieure à d'autres médicaments employés pour cet usage; je ne vous citerai pour exemple que le fer. Mais le sulfate de quinine agit très-énergiquement sur le système nerveux, et son action n'est jamais mieux constatée que lorsque ces affections prennent un caractère intermittent.

Le système nerveux, comme vous le savez, ne peut qu'être fortement ébranlé par cette lutte qui s'établit entre la vie animale et la vie de relation. L'excitation produite par le sulfate de quinine apporte un trouble d'un autre genre, à la faveur duquel l'ordre naturel reprend ses droits.

Mais pour cela, il faut certaines conditions qui n'ont jamais échappé au contrôle légitime des observateurs sérieux. Sydenham fut un des premiers à vouloir que l'on profitât du calme qui suit immédiatement un accès de fièvre pour administrer le quinquina, afin que cette substance ne perdît rien de sa puissance, qui se trouve toujours plus ou moins paralysée quand on se rapproche de l'accès, et qui parfois ne peut être même tolérée, si on vient à l'administrer au début, comme le voulait l'école italienne. Il convient ensuite de le donner de prime-abord à une dose assez élevée pour mieux assurer son efficacité, et enfin de le mêler autant que possible à des substances alimentaires pour rendre sa division plus grande et son action irritante sur la muqueuse gastro-intestinale moins directe.

Une fois les accès coupés, je m'adresse volontiers au quinquina lui-même pour prévenir les rechutes, parce qu'il est plus franchement tonique et réparateur. Son association avec le fer et l'opium est souvent utile; mais j'aurai occasion de compléter ces études en vous parlant du traitement de la chlorose.

En attendant, Messieurs, vous voyez que, sans avoir recours à la comédie de Molière, il ne m'a pas été tout à fait impossible de vous dire pourquoi le *sulfate de quinine* coupait la fièvre.

H. JOHNSTON, CHOLUS,
Internes du service médical.

Rennes. — Imp. de Ch. Catel et Cie.